OBSERVATIONS D'HÉRÉDITÉ

DANS LES AFFECTIONS NERVEUSES.

Les quinze tableaux qui suivent ont pour but de mettre en saillie les cas où l'hérédité a été ou sera constatée dans les affections nerveuses.

Il est donc important que les deux élémens du problème soient présens à la pensée du médecin qui remplira les tableaux. Ces élémens sont : 1° la maladie nerveuse du sujet de l'observation ; 2° les maladies nerveuses d'un ou de plusieurs de ses parens.

Pour que le vague et la confusion qui règnent dans la coordination et dans la dénomination des diverses affections dites nerveuses ne soient pas un obstacle à la précision désirée, on n'aura qu'à se conformer aux usages établis dans la clinique. Voici, au reste, l'énumération de ces affections :

1° La folie, ou l'une des diverses formes de l'aliénation mentale désignées généralement par les noms de manie, de monomanie, d'hallucination, de mélancolie, d'hypochondrie, de suicide, de démence, de démence sénile, d'idiotie, d'imbécillité, etc.; 2° les affections aiguës et délirantes du cerveau, telles que la méningite, l'hydrocéphale, le *delirium tremens*, etc. ; 3° les diverses altérations de la sensibilité, de la vision, de l'audition, de l'olfaction, etc., connues sous les noms d'amaurose, d'héméralopie, de nyctalopie, de diplopie, de dysécie, de surdité, de visions et d'hallucinations exclusivement sensoriales ; 4° les névralgies diverses, la migraine, la céphalalgie, les viscéralgies, etc.; 5° le somnambulisme, la catalepsie, l'hystérie, l'éclampsie, l'épilepsie et la chorée ; 6° les convulsions en général, celles de l'enfance en particulier ; 7° les affections tétaniques ; 8° les paralysies nerveuses ; 9° la chlorose, l'hystéricisme ; 10° les fièvres nerveuses et ataxiques bien caractérisées.

N. B. Il importe que, *pour l'indication de l'état sanitaire des parens,* on ne se renferme pas tout-à-fait dans le cercle que nous venons de tracer. Il est nécessaire d'en sortir pour signaler : 1° les affections organiques du système nerveux, tubercules, épanchemens, ramollissemens, etc. ; 2° la bizarrerie, l'originalité, l'irritabilité nerveuse, les violences, les excès de débauche, les crimes, etc. *Ces deux ordres de faits doivent être signalés,* POUR LES PARENS, *alors même qu'ils n'auraient éprouvé aucune des maladies nommées ci-dessus.*

CONCERNANT LE MALADE.

Nom et prénoms (1), état-civil, âge, profession.	Nom de la maladie, date de l'invasion ou du premier accès.
(1) On pourra n'écrire que les initiales ou le prénom du malade.	

CONCERNANT LES PARENS DU MALADE.

Profession, nom de la maladie, âge au moment de l'invasion, durée et terminaison (*lorsque les renseignemens le permettront*).

Aïeux, grand-père et grand'-mère maternels et paternels.	Grands-oncles et grandes-tantes maternels et paternels.
Père et mère.	Oncles et tantes maternels et paternels.
Frères et sœurs.	Cousins et cousines.
Fils et petits-fils.	Neveux et petits-neveux.

OBSERVATIONS PARTICULIÈRES.

Accidens, maladies, chagrins, émotions, etc., de la mère pendant la grossesse, éducation vicieuse, causes prédisposantes ou occasionelles qui ont pu compliquer l'influence héréditaire, prognostic, etc.

Signature de l'auteur de l'observation (1).

(1) Toutes les observations seront publiées avec le nom des auteurs qui auront signé ce tableau.

CONCERNANT LE MALADE.

Nom et prénoms (1), état-civil, âge, profession.	Nom de la maladie, date de l'invasion ou du premier accès.
(1) On pourra n'écrire que les initiales ou le prénom du malade.	

CONCERNANT LES PARENS DU MALADE.

Profession, nom de la maladie, âge au moment de l'invasion, durée et terminaison (*lorsque les renseignemens le permettront*).

Aïeux, grand-père et grand'-mère maternels et paternels.	Grands-oncles et grandes-tantes maternels.
Père et mère.	Oncles et tantes maternels et paternels.
Frères et sœurs.	Cousins et cousines.
Fils et petits-fils.	Neveux et petits-neveux.

OBSERVATIONS PARTICULIÈRES.

Accidens, maladies, chagrins, émotions, etc., de la mère pendant la grossesse, éducation vicieuse, causes prédisposantes ou occasionelles qui ont pu compliquer l'influence héréditaire, prognostic, etc.

Signature de l'auteur de l'observation (1).

(1) Toutes les observations seront publiées avec le nom des auteurs qui auront signé ce tableau.

CONCERNANT LE MALADE.

Nom et prénoms (1), état-civil, âge, profession.	Nom de la maladie, date de l'invasion ou du premier accès.
(1) On pourra n'écrire que les initiales ou le prénom du malade.	

CONCERNANT LES PARENS DU MALADE.

Profession, nom de la maladie, âge au moment de l'invasion, durée et terminaison (*lorsque les renseignemens le permettront*).

Aïeux, grand-père et grand'-mère maternels et paternels.	Grands-oncles et grandes-tantes maternels et paternels.
Père et mère.	Oncles et tantes maternels et paternels.
Frères et sœurs.	Cousins et cousines.
Fils et petits-fils.	Neveux et petits-neveux.

OBSERVATIONS PARTICULIÈRES.

Accidens, maladies, chagrins, émotions, etc., de la mère pendant la grossesse, éducation vicieuse, causes prédisposantes ou occasionelles qui ont pu compliquer l'influence héréditaire, prognostic, etc.

Signature de l'auteur de l'observation (1).

(1) Toutes les observations seront publiées avec le nom des auteurs qui auront signé ce tableau.

CONCERNANT LE MALADE.

Nom et prénoms (1), état-civil, âge, profession.	Nom de la maladie, date de l'invasion ou du premier accès.
(1) On pourra n'écrire que les initiales ou le prénom du malade.	

CONCERNANT LES PARENS DU MALADE.

Profession, nom de la maladie, âge au moment de l'invasion, durée et terminaison (*lorsque les renseignemens le permettront*).

Aïeux, grand-père et grand'-mère maternels et paternels.	Grands-oncles et grandes-tantes maternels et paternels.
Père et mère.	Oncles et tantes maternels et paternels.
Frères et sœurs.	Cousins et cousines.
Fils et petits-fils.	Neveux et petits-neveux.

OBSERVATIONS PARTICULIÈRES.

Accidens, maladies, chagrins, émotions, etc., de la mère pendant la grossesse, éducation vicieuse, causes prédisposantes ou occasionelles qui ont pu compliquer l'influence héréditaire, prognostic, etc.

Signature de l'auteur de l'observation (1).

(1) Toutes les observations seront publiées avec le nom des auteurs qui auront signé ce tableau.

CONCERNANT LE MALADE.

Nom et prénoms (1), état-civil, âge, profession.	Nom de la maladie, date de l'invasion ou du premier accès.
(1) On pourra n'écrire que les initiales ou le prénom du malade.	

CONCERNANT LES PARENS DU MALADE.

Profession, nom de la maladie, âge au moment de l'invasion, durée et terminaison (*lorsque les renseignemens le permettront*).

Aïeux, grand-père et grand'-mère maternels et paternels.	Grands-oncles et grandes-tantes maternels.
Père et mère.	Oncles et tantes maternels et paternels.
Frères et sœurs.	Cousins et cousines.
Fils et petits-fils.	Neveux et petits-neveux.

OBSERVATIONS PARTICULIÈRES.

Accidens, maladies, chagrins, émotions, etc., de la mère pendant la grossesse, éducation vicieuse, causes prédisposantes ou occasionelles qui ont pu compliquer l'influence héréditaire, prognostic, etc.

Signature de l'auteur de l'observation (1).

(1) Toutes les observations seront publiées avec le nom des auteurs qui auront signé ce tableau.

CONCERNANT LE MALADE.

Nom et prénoms (1), état-civil, âge, profession.	Nom de la maladie, date de l'invasion ou du premier accès.
(1) On pourra n'écrire que les initiales ou le prénom du malade.	

CONCERNANT LES PARENS DU MALADE.

Profession, nom de la maladie, âge au moment de l'invasion, durée et terminaison (*lorsque les renseignemens le permettront*).

Aïeux , grand-père et grand'-mère maternels et paternels.	Grands-oncles et grandes-tantes maternels et paternels.
Père et mère.	Oncles et tantes maternels et paternels.
Frères et sœurs.	Cousins et cousines.
Fils et petits-fils.	Neveux et petits-neveux.

OBSERVATIONS PARTICULIÈRES.

Accidens, maladies, chagrins, émotions, etc., de la mère pendant la grossesse, éducation vicieuse, causes prédisposantes ou occasionelles qui ont pu compliquer l'influence héréditaire, prognostic, etc.

Signature de l'auteur de l'observation (1).

(1) Toutes les observations seront publiées avec le nom des auteurs qui auront signé ce tableau.

CONCERNANT LE MALADE.

Nom et prénoms (1), état-civil, âge, profession.	Nom de la maladie, date de l'invasion ou du premier accès.
(1) On pourra n'écrire que les initiales ou le prénom du malade.	

CONCERNANT LES PARENS DU MALADE.

Profession, nom de la maladie, âge au moment de l'invasion, durée et terminaison (*lorsque les renseignemens le permettront*).

Aïeux, grand-père et grand'-mère maternels et paternels.	Grands-oncles et grandes-tantes maternels et paternels.
Père et mère.	Oncles et tantes maternels et paternels.
Frères et sœurs.	Cousins et cousines.
Fils et petits-fils.	Neveux et petits-neveux.

OBSERVATIONS PARTICULIÈRES.

Accidens, maladies, chagrins, émotions, etc., de la mère pendant la grossesse, éducation vicieuse, causes prédisposantes ou occasionelles qui ont pu compliquer l'influence héréditaire, prognostic, etc.

Signature de l'auteur de l'observation (1).

(1) Toutes les observations seront publiées avec le nom des auteurs qui auront signé ce tableau.

CONCERNANT LE MALADE.

Nom et prénoms (1), état-civil, âge, profession.	Nom de la maladie, date de l'invasion ou du premier accès.
(1) On pourra n'écrire que les initiales ou le prénom du malade.	

CONCERNANT LES PARENS DU MALADE.

Profession, nom de la maladie, âge au moment de l'invasion, durée et terminaison (*lorsque les renseignemens le permettront*).

Aïeux, grand-père et grand'-mère maternels et paternels.	Grands-oncles et grandes-tantes maternels et paternels.
Père et mère.	Oncles et tantes maternels et paternels.
Frères et sœurs.	Cousins et cousines.
Fils et petits-fils.	Neveux et petits-neveux.

OBSERVATIONS PARTICULIÈRES.

Accidens, maladies, chagrins, émotions, etc., de la mère pendant la grossesse, éducation vicieuse, causes prédisposantes ou occasionelles qui ont pu compliquer l'influence héréditaire, prognostic, etc.

Signature de l'auteur de l'observation (1).

(1) Toutes les observations seront publiées avec le nom des auteurs qui auront signé ce tableau.

CONCERNANT LE MALADE.

Nom et prénoms (1), état-civil, âge, profession.	Nom de la maladie, date de l'invasion ou du premier accès.
(1) On pourra n'écrire que les initiales ou le prénom du malade.	

CONCERNANT LES PARENS DU MALADE.

Profession, nom de la maladie, âge au moment de l'invasion, durée et terminaison (*lorsque les renseignemens le permettront*).

Aïeux, grand-père et grand'-mère maternels et paternels.	Grands-oncles et grandes-tantes maternels.
Père et mère.	Oncles et tantes maternels et paternels.
Frères et sœurs.	Cousins et cousines.
Fils et petits-fils.	Neveux et petits-neveux.

OBSERVATIONS PARTICULIÈRES.

Accidens, maladies, chagrins, émotions, etc., de la mère pendant la grossesse, éducation vicieuse, causes prédisposantes ou occasionelles qui ont pu compliquer l'influence héréditaire, prognostic, etc.

Signature de l'auteur de l'observation (1).

(1) Toutes les observations seront publiées avec le nom des auteurs qui auront signé ce tableau.

CONCERNANT LE MALADE.

Nom et prénoms (1), état-civil, âge, profession.	Nom de la maladie, date de l'invasion ou du premier accès.
(1) On pourra n'écrire que les initiales ou le prénom du malade.	

CONCERNANT LES PARENS DU MALADE.

Profession, nom de la maladie, âge au moment de l'invasion, durée et terminaison (*lorsque les renseignemens le permettront*).

Aïeux, grand-père et grand'-mère maternels et paternels.	Grands-oncles et grandes-tantes maternels et paternels.
Père et mère.	Oncles et tantes maternels et paternels.
Frères et sœurs.	Cousins et cousines.
Fils et petits-fils.	Neveux et petits-neveux.

OBSERVATIONS PARTICULIÈRES.

Accidens, maladies, chagrins, émotions, etc., de la mère pendant la grossesse, éducation vicieuse, causes prédisposantes ou occasionelles qui ont pu compliquer l'influence héréditaire, prognostic, etc.

Signature de l'auteur de l'observation (1).

(1) Toutes les observations seront publiées avec le nom des auteurs qui auront signé ce tableau.

CONCERNANT LE MALADE.

Nom et prénoms (1), état-civil, âge, profession.	Nom de la maladie, date de l'invasion ou du premier accès.
(1) On pourra n'écrire que les initiales ou le prénom du malade.	

CONCERNANT LES PARENS DU MALADE.

Profession, nom de la maladie, âge au moment de l'invasion, durée et terminaison (*lorsque les renseignemens le permettront*).

Aïeux, grand-père et grand'-mère maternels et paternels.	Grands-oncles et grandes-tantes maternels et paternels.
Père et mère.	Oncles et tantes maternels et paternels.
Frères et sœurs.	Cousins et cousines.
Fils et petits-fils.	Neveux et petits-neveux.

OBSERVATIONS PARTICULIÈRES.

Accidens, maladies, chagrins, émotions, etc., de la mère pendant la grossesse, éducation vicieuse, causes prédisposantes ou occasionelles qui ont pu compliquer l'influence héréditaire, prognostic, etc.

Signature de l'auteur de l'observation (1).

(1) Toutes les observations seront publiées avec le nom des auteurs qui auront signé ce tableau.

CONCERNANT LE MALADE.

Nom et prénoms (1), état-civil, âge, profession.	Nom de la maladie, date de l'invasion ou du premier accès.
(1) On pourra n'écrire que les initiales ou le prénom du malade.	

CONCERNANT LES PARENS DU MALADE.

Profession, nom de la maladie, âge au moment de l'invasion, durée et terminaison (*lorsque les renseignemens le permettront*).

Aïeux, grand-père et grand'-mère maternels et paternels.	Grands-oncles et grandes-tantes maternels.
Père et mère.	Oncles et tantes maternels et paternels.
Frères et sœurs.	Cousins et cousines.
Fils et petits-fils.	Neveux et petits-neveux.

OBSERVATIONS PARTICULIÈRES.

Accidens, maladies, chagrins, émotions, etc., de la mère pendant la grossesse, éducation vicieuse, causes prédisposantes ou occasionelles qui ont pu compliquer l'influence héréditaire, prognostic, etc.

Signature de l'auteur de l'observation (1).

(1) Toutes les observations seront publiées avec le nom des auteurs qui auront signé ce tableau.

CONCERNANT LE MALADE.

Nom et prénoms (1), état-civil, âge, profession.	Nom de la maladie, date de l'invasion ou du premier accès.
(1) On pourra n'écrire que les initiales ou le prénom du malade.	

CONCERNANT LES PARENS DU MALADE.

Profession, nom de la maladie, âge au moment de l'invasion, durée et terminaison *(lorsque les renseignemens le permettront).*

Aïeux , grand-père et grand'-mère maternels et paternels.	Grands-oncles et grandes-tantes maternels et paternels.
Père et mère.	Oncles et tantes maternels et paternels.
Frères et sœurs.	Cousins et cousines.
Fils et petits-fils.	Neveux et petits—neveux.

OBSERVATIONS PARTICULIÈRES.

Accidens , maladies, chagrins, émotions, etc., de la mère pendant la grossesse , éducation vicieuse, causes prédisposantes ou occasionelles qui ont pu compliquer l'influence héréditaire, prognostic, etc.

Signature de l'auteur de l'observation (1).

(1) Toutes les observations seront publiées avec le nom des auteurs qui auront signé ce tableau.

CONCERNANT LE MALADE.

Nom et prénoms (1), état-civil, âge, profession.	Nom de la maladie, date de l'invasion ou du premier accès.
(1) On pourra n'écrire que les initiales ou le prénom du malade.	

CONCERNANT LES PARENS DU MALADE.

Profession , nom de la maladie , âge au moment de l'invasion , durée et ter-minaison (*lorsque les renseignemens le permettront*).

Aïeux , grand-père et grand'-mère maternels et paternels.	Grands-oncles et grandes-tantes maternels et paternels.
Père et mère.	Oncles et tantes maternels et paternels.
Frères et sœurs.	Cousins et cousines.
Fils et petits-fils.	Neveux et petits-neveux.

OBSERVATIONS PARTICULIÈRES.

Accidens, maladies, chagrins, émotions, etc., de la mère pendant la grossesse, éducation vicieuse, causes prédisposantes ou occasionelles qui ont pu compliquer l'influence héréditaire, prognostic, etc.

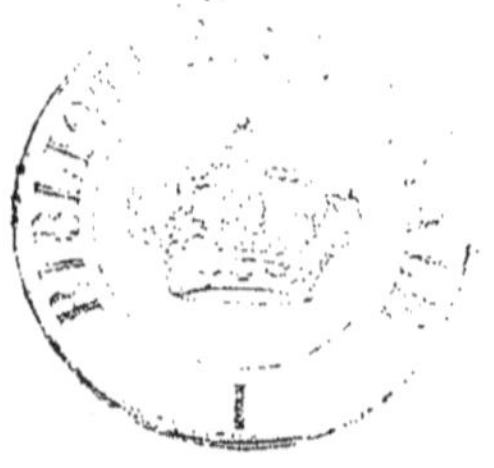

Signature de l'auteur de l'observation (1).

(1) Toutes les observations seront publiées avec le nom des auteurs qui auront signé ce tableau.

Paris.—Cosson, Imprimeur de l'Académie royale de Médecine,
9, rue Saint-Germain-des-Prés.